BEI GRIN MACHT SICH IHR WISSEN BEZAHLT

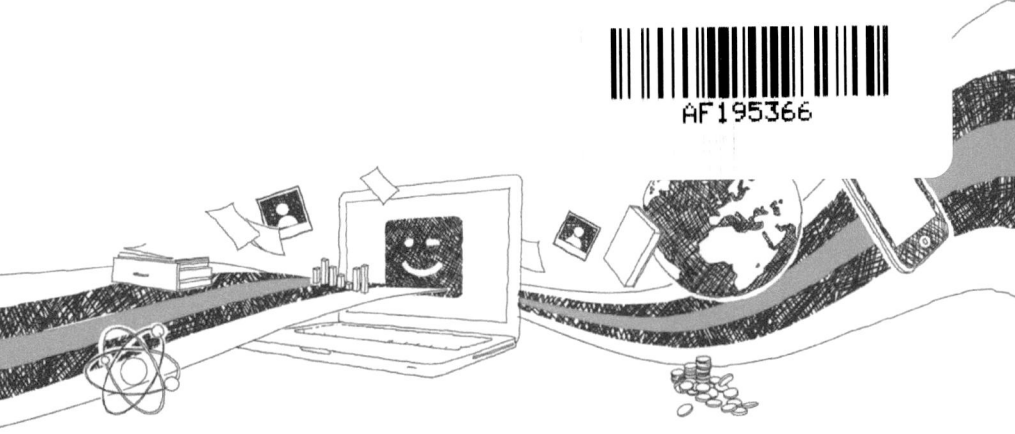

- Wir veröffentlichen Ihre Hausarbeit, Bachelor- und Masterarbeit

- Ihr eigenes eBook und Buch - weltweit in allen wichtigen Shops

- Verdienen Sie an jedem Verkauf

Jetzt bei www.GRIN.com hochladen und kostenlos publizieren

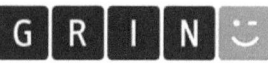

Paul Freitag

Zur Bedeutung der Salutogenese im Gesundheitskonzept von A. Antonovsky

GRIN Verlag

Bibliografische Information der Deutschen Nationalbibliothek:

Die Deutsche Bibliothek verzeichnet diese Publikation in der Deutschen Nationalbibliografie; detaillierte bibliografische Daten sind im Internet über http://dnb.d-nb.de/ abrufbar.

Dieses Werk sowie alle darin enthaltenen einzelnen Beiträge und Abbildungen sind urheberrechtlich geschützt. Jede Verwertung, die nicht ausdrücklich vom Urheberrechtsschutz zugelassen ist, bedarf der vorherigen Zustimmung des Verlages. Das gilt insbesondere für Vervielfältigungen, Bearbeitungen, Übersetzungen, Mikroverfilmungen, Auswertungen durch Datenbanken und für die Einspeicherung und Verarbeitung in elektronische Systeme. Alle Rechte, auch die des auszugsweisen Nachdrucks, der fotomechanischen Wiedergabe (einschließlich Mikrokopie) sowie der Auswertung durch Datenbanken oder ähnliche Einrichtungen, vorbehalten.

Impressum:

Copyright © 2012 GRIN Verlag GmbH
Druck und Bindung: Books on Demand GmbH, Norderstedt Germany
ISBN: 978-3-656-55787-6

Dieses Buch bei GRIN:

http://www.grin.com/de/e-book/265991/zur-bedeutung-der-salutogenese-im-gesundheitskonzept-von-a-antonovsky

GRIN - Your knowledge has value

Der GRIN Verlag publiziert seit 1998 wissenschaftliche Arbeiten von Studenten, Hochschullehrern und anderen Akademikern als eBook und gedrucktes Buch. Die Verlagswebsite www.grin.com ist die ideale Plattform zur Veröffentlichung von Hausarbeiten, Abschlussarbeiten, wissenschaftlichen Aufsätzen, Dissertationen und Fachbüchern.

Besuchen Sie uns im Internet:

http://www.grin.com/

http://www.facebook.com/grincom

http://www.twitter.com/grin_com

Hamburger Fern-Hochschule

Studiengang Pflegemanagement

Studienzentrum Freiburg

Studienfach Gesundheitswissenschaft

Hausarbeit zum Themenkomplex

Das Gesundheitskonzept von A. Antonovsky. Zur Bedeutung der Salutogenese für die Gesundheitswissenschaft

Herbstsemester 2012

Von

Paul Freitag

25.08.2012

Inhaltsverzeichnis

Tabellenverzeichnis...3

Abbildverzeichnis...3

Abkürzungsverzeichnis..3

Einleitung..4

1 Gesundheitsverständnis...4

   1.1 Pathogenetische Sichtweise..5

   1.2 Salutogenese-Antonovskys Hauptwerk..6

   1.3 Generalisierte Widerstandsressourcen-/defizite......................................7

2 Das Kohärenzgefühl..8

   2.1 Beziehungen zwischen den drei Komponenten....................................10

   2.2 Wirkungsweisen des Kohärenzgefühls..12

   2.3 Entwicklung des Kohärenzgefühls...13

   2.4 Kohärenzgefühl – Gesundheit – Krankheit...15

3 Stärken und Schwächen des Modells..16

4 Zusammenfassung...17

5 Quellenverzeichnis..19

6 Anlagen...

   6.1 Fragebogen zur Lebensorientierung..21

   6.2 Kodifizierung der Items...25

   6.3 Auswertungsschema...27

Tabellenverzeichnis

Tabelle 1: Dynamischer wechselseitiger Zusammenhang der SOC Komponenten nach Antonovsky..10

Tabelle 2: Hierarchische Anordnung der SOC-Komponenten........................11

Abbildverzeichnis

Abbild 1: Salutogenetisches Modell nach Hurrelmann (2000).......................13

Abkürzungsverzeichnis

BZgA	Bundeszentrale für gesundheitliche Aufklärung
dgvt.	Deutsche Gesellschaft für Verhaltenstherapie
erw.	erweiterte
et al.	et alii = und andere
etc.	et cetera = und so weiter
f.	folgende Seite
ff.	folgende Seiten
GRD	Generalized Resistance Defizits: Generalisierte Widerstandsdefizite
GRR	Generalized Resistance Resources: Generalisierte Widerstandsressourcen
Hrsg.	Herausgeber
http	hypertext transfer protocol
MEZ	mitteleuropäische Zeit
o.V.	ohne Verfasser
SOC	sense of coherence: Kohärenzgefühl
vgl.	vergleiche
WHO	Weltgesundheitsorganisation
www.	world wide web

Einleitung

Meiner Meinung nach ist die Gesundheit das höchste Gut was wir besitzen. Seit Menschengedenken, stellen sie sich die Frage: „Warum werden wir krank"? Sind es wirklich „nur" die pathologischen Faktoren wie Viren, Bakterien, genetische Vorbelastungen und Noxen aus unserer Umwelt die unser Gefühl und Zustand von Gesundheit rauben? Was steckt wirklich dahinter? Die Vorliegende Interpretation des Modells der Salutogenese von A. Antonovsky ist daher nur zu verstehen, wenn man nicht nur den geschichtlichen Hintergrund der Gesundheitsversorgung der letzten Jahrzehnte, das Verständnis bzw. den Zusammenhang von Gesundheit und Krankheit, sondern auch die prägenden Forschungsarbeiten von Antonovsky betrachtet. In der folgenden Arbeit liegt das Hauptaugenmerk auf die historische Entstehung/Entwicklung /Veränderung des Kohärenzgefühls sowie dessen Wirkungsweise. Abschließend werden die Stärken und Schwächen des Modells erörtert. In Anbetracht des sehr umfangreichem Themas und der begrenzten Seitenanzahl beschränke ich mich auf die wichtigsten und prägendsten Einflüsse für das Modell Antonovskys: Salutogenese. Zur Entmystifizierung der Gesundheit.

1 Gesundheitsverständnis

Gesundheit wurde seit Menschengedenken stets individuell definiert. *„ Eine allgemein gültige, anerkannte wissenschaftliche Definition von Gesundheit gibt es nicht"* (Waller 2006:9). Lange Zeit wurde Gesundheit als Abwesenheit von Krankheit bezeichnet. Diese dichotome Betrachtungsweise von Gesundheit und Krankheit führte zu einem Gesundheitsverständnis das *„- Gesundheit als Idealzustand mit völligem Wohlbefinden ohne jede körperliche, psychische und soziale Störung.*

- Gesundheit als persönliche Stärke, die auf körperlichen und psychischen Eigenschaften beruht

- Gesundheit als Leistungsfähigkeit der Erfüllung von gesellschaftlichen Anforderungen

- Gesundheit als Gebrauchsgut, das hergestellt und ‚eingekauft' werden kann." (vgl. Hurrelmann / Franzkowiak in: BZgA (Hrsg.) 2004:52).

Eine wohl der bekanntesten und weitestgehend akzeptierte Definition von Gesundheit brachte die WHO (1948): „Zustand völligen körperlichen, seelischen und sozialen Wohlbefindens und nicht nur als das Freisein von Krankheit und gebrechen" (vgl. http://www.uni-bielefeld.de/Universitaet/Einrichtungen/Zentrale%20Institute/IWT/FWG/Gesundheitszirkel/Gesundheit.html, Zugriff: 12.07.2012, 11:16 MEZ.) Diese alte jedoch inhaltlich moderne Definition von Gesundheit beherbergt eine ganzheitliche Sichtweise. Kritiker schreiben ihr einen utopischen Charakter zu, da „vollkommende" Gesundheit wohl bei niemandem vorhanden sei. „Zustand" verleiht ihr einen statistischen Charakter (man ist gesund, oder nicht)um einen weiteren Kritikpunkt zu nennen. Antonovsky muss Gesundheit als etwas *Dynamisches* verstanden haben, was immer neu entsteht im Verhältnis von Risiken und Ressourcen (vgl. Waller 2006:10).

1.1 Pathogenetische Sichtweise

Nach Faltermeier (1994), entwickelte sich zu Beginn des 19. Jahrhunderts unter dem Einfluss naturwissenschaftlichen Denkens ein Krankheitsverständnis, das als <u>Biomedizinisches Modell</u> bezeichnet wird. Diese Sichtweise führte zu dem Vergleich des menschlichen Körpers mit einer Maschine. Körperliche Gebrechen (Schmerzen, Verletzungen) sowie psychische Auffälligkeiten wurden durch organische Veränderung erklärt für welche es eine begrenzte Ursache gibt (Viren, Bakterien).Folglich liegt das Hauptaugenmerk auf das Erkennen der Symptomatik (Diagnostik) und deren Beseitigung (Therapie). Daraus resultierend, ob eine Person krank oder gesund ist, hängt mit dem körperlichen Gebrechen zusammen. Der Mensch wird in seiner Bedeutung auf ein Objekt der Behandlung reduziert. Im biomedizinischen Modell konzentriert man sich auf die Ursache und Entdeckung körperlichen Gebrechen und deren Behandlung (vgl. Faltermeier: 1994 In: BZgA (Hrsg.) 2001:16f).

Die pathogenetische Sichtweise, die Entstehung von Krankheit, ist maßgeblich von der biomedizinischen Sichtweise aus dem 19. Jahrhundert geprägt. Das heutige Verständnis von Gesundheit und Krankheit basiert auf folgenden Annahmen:

„- jede Krankheit zeichnet sich durch eine bestimmte genetische, biochemische und /oder mechanische Grundschädigung aus,

- *jede Erkrankung besitzt spezifische Ursachen,*

- *Krankheiten haben typische Merkmale / Symptome und können nur durch wissenschaftlich geschultes Personal (d.h., vorwiegend durch medizinische Fachkräfte)erkannt werden,*

- *Krankheiten haben beschreibbare und vorhersagbare Verläufe und verschlimmern sich in aller Regel ohne medizinische Überwachung und Intervention.*" (Franzkowiak in: BZgA (Hrsg.) 2004: 24f).

In der Gesundheitspsychologie wird der Zusammenhang von Gesundheit und Geist hervorgehoben. Ihr Augenmerk liegt darin, in wie weit psychische Faktoren einen Einfluss auf die Gesundheit haben (vgl. Zimbardo / Gerrig 2004: 581). Aufgrund dieser Ansicht schlug in den 70er Jahre der amerikanische Sozialwissenschaftler Engel ein biopsychologisches Modell vor, das die individuellen Lebenszusammenhänge und die herrschenden Gesundheitsversorgungssysteme mit einbezieht. Zusammenfassend sind biopsychischen- und biomedizinischen Modelle auf die Entstehung von Krankheit fixiert (vgl. Faltermeier 2005:49).

1.2 Salutogenese-Antonovskys Hauptwerk

Der Begriff Salutogenese (aus: salus (= Heil, Gesundheit) und genese (=Entstehung)) bedeutet so viel wie Gesundheitsentstehung oder der Ursprung der Gesundheit. Antonovsky kritisiert eine rein pathogenetische Betrachtungsweise und stellt ihr eine salutogenetische Betrachtungsweise gegenüber. Antonovsky versteht die Salutogenese als Widerspruch der Pathogenese. Dieses Konzept basiert auf seine beiden Hauptwerke: „ Health, stress and coping: New perspectives on mental and physical well-beeing" (1979) und „Unraveling the mystery of health. How people manage stress and stay well" (1987, beide San Francisco, Jossey-Bass), welche von Alexa Frank mit dem Titel: „Salutogenese. *Zur Entmystifizierung der Gesundheit*". Deutsche erweiterte Herausgabe. Tübingen: dgvt Verlag 1997 erschienen ist.

Der Medizinsoziologe Antonovsky (1923-1994) führte in den 70er Jahren eine Untersuchung an Frauen (Geburtsgänge 1914-1923) über die Auswirkung der

Menopause durch. Diese Frauen waren teilweise in Konzentrationslagern untergebracht. Antonovsky viel auf, dass 29% der inhaftierten Frauen sich trotz extremen Stressoren in einem seelisch guten Zustand befanden. Dies brachte Antonovsky zu der Fragestellung: *„Warum befinden sich Menschen auf der positiven Seite des <u>Gesundheits-Krankheits-Kontinuums</u> oder warum bewegen sie sich auf den positiven Pol zu, unabhängig von ihrer aktuellen Position?"* (Antonovsky 1997, S.15) *„ Damit ist gemeint, dass es keine klare Grenzlinie zwischen Gesundheit und Krankheit gibt, sondern dass vielmehr von einem Kontinuum mit beiden Endpunkten Gesundheit und Krankheit auszugehen ist"* (Waller 2006:20). Nach Antonovsky sind Stressoren im Leben eines jeden Menschen omnipräsent. Abgesehen von Stressoren, die den Organismus direkt zerstören (z.B. Viren, Bakterien, Krieg, Hunger, etc.), kann man nicht hervorsehen, wie sich die individuelle Gesundheit entwickelt. Dies ist, nach Antonovsky, die salutogenetische Orientierung. (vgl. Antonovsky 1997:15)

1.3 Generalisierte Widerstandressourcen-/defizite

Da Antonovsky sich nicht für die Untersuchung von Krankheiten interessierte, formulierte er als vorläufige Antwort auf die Frage *das Konzept der generalisierten Widerstandsressourcen:* Soziale Unterstützung, Ich-Stärke, monetäre Faktoren, kulturelle Stabilität, Intelligenz, u.a. die als Widerstandsressourcen die Widerstandsfähigkeit einer Person bei stressreichen Belastungen erhöhen. Die GGR (generalisierte Widerstandsressourcen) prägen nicht nur die kontinuierliche, kohärente Lebenserfahrung sondern wirken auch als Potential zur Bewältigung eines Spannungszustandes (vgl. Antonovsky 1997:16). *„Die Antwort,.. auf die salutogenetische Frage,.. war das Konzept des Kohärenzgefühls (SOC). Das allen generalisierten Widerstandsressourcen Gemeinsame,.. ist, daß (sic!) sie es leichter machen, den zahllosen Stressoren, von denen wir fortwährend bombardiert werden, einen Sinn zu geben"*(Antonovsky 1997:16). Somit schafft eine GRR die Lebenserfahrung die durch eine Balance zwischen Überlastung und Unterforderung charakterisiert ist und dadurch ein starkes SOC verursacht oder verstärkt. Jedoch schaffen nicht nur die GRR Lebenserfahrung(en), sondern auch generalisierte Widerstands-defizite, (GRD) die in einer kontinuierlichen Dimension mit den GRR zu sehen sind. Führt also ein Reiz zu einem stärkeren Kohärenzgefühl, spricht man von einer

Widerstandsressource. Schwächt es das Kohärenzgefühl, spricht man von einem Widerstandsdefizit(ebenda 1997: 43f). *„Zusammengefasst kann ein Stressor somit als Merkmal definiert werden, das Entropie* (griech.: Umwandlung, Wende) *in das System bringt, das heißt eine Lebenserfahrung, die durch Inkonsistenz, Unter- oder Überforderung und fehlende Teilhabe an Entscheidungsprozessen charakterisiert ist"* (Antonovsky 1997:44).

2 Das Kohärenzgefühl

Ich möchte die folgende Beschreibung des Kohärenzgefühls mit einem Zitat Antonovskys einleiten: *„ …meine fundamentale philosophische Annahme ist, daß (sic!) wir uns alle in einem gefährlichen Fluß (sic!) des Lebens befinden und niemals sicher am Ufer stehen.* (Antonovsky 1997:92).

Was will uns diese Metapher sagen? Zunächst einmal wird der Fluss mit dem Leben verglichen in dem wir alle „schwimmen". Dieser Fluss des Lebens kann mehr oder weniger gefährlich sein. Die individuelle Eigenschaft „zu schwimmen" entspricht einer individuellen Persönlichkeitseigenschaft. Des Weiteren ist eine völlige „Gesundheit" nicht möglich, da der Mensch sich immer zwischen zwei Polen (hier zwischen Gesundheit-Krankheit) bewegt (vgl. Lorenz 2005:20). Die vorhandenen *Widerstandsressourcen* (siehe Kapitel 1.3) werden aktiviert, um Lebensveränderte Umstände (in diesem Fall nicht zu ertrinken) aufzufangen und zu kompensieren. Diese Ressourcen, welche laut Antonovsky zwischen dem 20. Und 30. Lebensjahr ausgeprägt sind, bestehen aus persönlichen Erfahrungen, sowie kulturellen und familiären Sozialisationsprozessen u.a. . Nach diesem Verständnis sind Menschen in der Lage vorhandene Ressourcen zur Erhaltung ihrer Gesundheit gezielt einzusetzen. Die erfolgreiche Bewältigung von Anforderungen ist abhängig von der Ausprägung des *Kohärenzgefühls*(„sense of coherence" SOC). Das SOC wird von den allgemeinen Widerstandsressourcen gebildet (vgl. Faltermaier In: Röhrle 1999:40f).

Eine Definition für das Kohärenzgefühl nach Antonovsky besagt: *„ Das SOC (Kohärenzgefühl) ist eine globale Orientierung, die ausdrückt, in welchem Ausmaß , am ein durchdringendes, andauerndes und dennoch dynamisches Gefühl des Vertrauen hat, daß (sic!) die Stimuli, die sich im Verlauf des Lebens* *aus der inneren und äußeren Umgebung ergeben, strukturiert, vorhersehbar und erklärbar sind;*

- einem die Ressourcen zur Verfügung stehen, um den Anforderungen, die diese Stimuli stellen, zu begegnen;

- diese Anforderungen Herausforderungen sind, die Anstrengung und Engagement lohnen" (Antonovsky 1997:36).

Das Kohärenzgefühl besteht demnach aus drei Hauptkategorien:

-Verstehbarkeit (sense of comprehensibility): „... *das Ausmaß, in welchem man interne und externe Stimuli als kognitiv sinnhaft wahrnimmt, als geordnete, konsistente, strukturierte und klare Information und nicht als Rauschen-chaotisch, ungeordnet, willkürlich, zufällig und unerklärliche"* (Antonovsky 1997:34)

Das bedeutet, dass ein Mensch mit hoher Verstehbarkeit auf zukünftige (negative) Stimuli, eingeordnet, vorhersagbar und erklärbar reagieren kann.

-Handhabbarkeit (sense of managability): „*Ausmaß, in dem man wahrnimmt, daß (sic!) man geeignete Ressourcen zur Verfügung hat um den Anforderungen zu begegnen, die von den Stimuli, mit denen man konfrontiert wird, ausgehen"* (Antonovsky 1997:35).Nach Antonovsky unterscheidet er demnach zwischen eigenen Ressourcen und externe Ressourcen (jene die durch andere, z.B. Ehepartner, Freunde, Gott, Arzt, u.a. legitimiert und kontrolliert werden) (vgl. ebenda 1997:35).

Bedeutsamkeit (sense of meaningfulness): „... *das Ausmaß, in dem man das Leben emotional als sinnvoll empfindet: daß (sic!) wenigstens einige der vom Leben gestellten Probleme und Anforderungen es wert sind, daß (sic!) man Energie in sie investiert, daß (sic!) man sich für sie einsetzt und sich ihnen verpflichtet, daß (sic!) sie eher willkommene Herausforderungen sind als Lasten, die man gerne los wäre"* (Antonovsky 1997:35f)

Antonovsky beschreibt die Bedeutsamkeit als *emotionales Element* die maßgeblich für die Stärke des Kohärenzgefühls angesehen wird. Das Leben wird als emotional sinnvoll empfunden, wobei es sich lohnt für einige Anforderungen des Lebens Energie zu investieren und sich ihnen verpflichtet, sie eher als

willkommene Herausforderungen als Lasten ansieht .Das Engagement wird
belohnt (ebenda 1997:35f).

2.1 Beziehungen zwischen den drei Komponenten

Antonovsky geht aufgrund der empirisch nationalen Befragung in Israel davon
aus, dass die drei Komponenten eng miteinander verwoben sind. Es gibt jedoch
Situationen, in denen Personen, aufgrund ihrer „Erfahrungen", unterschiedliche
Gewichtungen in den jeweiligen Komponenten haben. Dies kann nicht nur auf
vorübergehende Situationen zutreffen, sondern auch auf generelle Lebenssituationen. Antonovsky stellte daraufhin acht mögliche Typen zusammen, die bei
Dichotomisierung der drei Komponenten entstehen können (siehe Tabelle1)
(ebenda 1997:36ff)

Tabelle 1: Dynamischer wechselseitiger Zusammenhang der SOC-Komponenten

Typus	Verstehbarkeit	Handhabbarkeit	Bedeutsamkeit	Verstehbarkeit
1	hoch	hoch	hoch	stabil
2	niedrig	hoch	hoch	Selten
3	hoch	niedrig	hoch	Veränderung nach oben
4	niedrig	niedrig	hoch	Veränderung nach oben
5	noch	hoch	niedrig	Veränderung nach unten
6	hoch	niedrig	niedrig	Selten
7	niedrig	hoch	niedrig	Selten
8	niedrig	niedrig	niedrig	stabil

(vgl. Antonovsky 1997:37)

Die Typen (1 und 8) sind stabil und bereiten aufgrund einer
kohärenten/inkohärenten Weltanschauung, keine Probleme. Die Typen (2 und 7)
sind nach Antonovsky kaum zu finden, da ein hohes Ausmaß an Handhabbarkeit
stark von einem hohen Maß an Verstehbarkeit abhängt. *„In einer Welt zu leben,
die man für chaotisch und unberechenbar hält, macht es höchst schwer zu
glauben, daß (sic!) man gut zurecht kommt* "(Antonovsky 1997:37). Die beiden
Typen (3 und 6) betrachtet er inhärent instabil und bedingen einen starken
Veränderungsdruck. Die ausschlaggebende Veränderung wird durch die
Komponente der Bedeutsamkeit bestimmt. *"Wenn man Dinge sehr ernsthaft
angeht,(...)wird man sehr motiviert sein, Ressourcen ausfindig zu machen und
man wird diese Suche ungern aufgeben, bevor man sie gefunden hat. Ohne
irgendeine solche Motivation jedoch hört man auf, solche Reize zu reagieren, und
die Welt wird unverständlich... "* (ebenda 1997:37). Hier wird nun die zentrale

Komponente der Bedeutsamkeit in den Mittelpunkt gestellt. Eine Person mit hoher Verstehbarkeit und Handhabbarkeit jedoch ohne Interesse (hier Bedeutsamkeit des Typus 5) wird die Verfügungsgewalt seiner vorhandenen Ressourcen verlieren. Der Typus 4 scheint für Antonovsky der interessanteste Fall zu sein. Er beschreibt einen wahrscheinlich tiefgründigen Menschen der nach Ressourcen sucht für die es eine Chance auf Erfolg gibt. Somit lässt sich die Erkenntnis gewinnen, dass die motivationale Komponente der Bedeutsamkeit am wichtigsten zu sein scheint. Ausgeprägte Versteh- und Handhabbarkeit scheinen bei Abwesenheit der Bedeutsamkeit von kurzer Dauer zu sein. Zwar sind alle drei Komponenten des SOC alle samt notwendig, aber nicht im gleichen Maße zentral. Eine Person die sich engagiert hat die größten Möglichkeiten Verständnis und Ressourcen aufzubauen. Auf Platz 2 der hierarchischen Komponente des SOC ist die Verstehbarkeit, da Handhabbarkeit vom Verstehen abhängt. Handhabbarkeit sollte jedoch nicht als unwichtig angesehen werden, da bei nicht vorhandenem Glauben Ressourcen zur Verfügung zu haben, die Bedeutsamkeit sinkt, und Copingbemühungen schwächer werden. Somit hängt Coping vom SOC als Ganzes ab (vgl. Antonovsky 1997:37f). Tabelle 2 fasst die hierarchische Struktur des SOC zusammen:

1.	Bedeutsamkeit
2.	Verstehbarkeit
3.	Handhabbarkeit

Quelle: Eigene Darstellung in Anlehnung an Antonovsky (1997)

Tabelle 2: Hierarchische Anordnung der SOC Komponenten

2.2 Wirkungsweisen des Kohärenzgefühls

Nach Antonovsky wirkt das Kohärenzgefühl nicht im Sinne einer stabilen Persönlichkeitseigenschaft in der Personen nicht nur stressfreien, sondern auch in stressreichen Situationen ausgesetzt sind, welche zu fixierten Verhaltenstendenzen neigen (z.B. aggressiv, dominant, scheu, etc.). Die Relevanz des SOC bezieht sich stets auf Stresssituationen. Verfügt eine Person über ein starkes Kohärenzgefühl, desto mehr/flexibler wird sie den Stressor untersuchen und verfügbare Ressourcen zur Bewältigung aktivieren. Besitzt diese Person jedoch ein schwaches SOC, reagiert sie wahrscheinlich starr ohne Berücksichtigung der situativen Bedingungen (vgl. Franke 1997:184 In: Antonovsky 1997).

Antonovsky (1990) sieht 5 *Kanäle*, über die das Kohärenzgefühl Einfluss auf den Gesundheitsstatus ausübt:

1. Über das Gehirn: *„Die Wahrnehmung der Welt als verstehbar, handhabbar und bedeutsam könne das Gehirn aktivieren den anderen körperlichen Systemen direkt gesundheitsförderliche Informationen zukommen zu lassen"* (Franke 1997:184f).
2. Auswahl gesundheitsfördernden Verhaltens: Personen mit einem starken SOC suchen und akzeptieren rechtzeitig professionelle Hilfe und vermeiden gesundheitsschädliches Verhalten.
3. Umgang mit Stressoren: Nach Antonovsky ist dies der wichtigste Verbindungskanal zwischen Kohärenzgefühl und Gesundheit. Ein erfolgreiches Coping führe nicht nur zu Spannungsreduktion, sondern auch zu physiologischer und emotionaler Verstärkung. D.h. dass Erfahrung selbst gesundheitsförderlich sei.

Die zwei letzten Kanäle seien Aktivität und Einstellung die, so Franke (1997), ihr jedoch zu wenig allgemeingültig zu sein scheinen, da Antonovsky sie mit in einem engen Zusammenhang mit einer Studie über die Korrelationen zwischen Kohärenzgefühls und Gesundheitsstatus bei Rentnerinnen und Rentner, bezüglich ihrer Einstellung zu ihrer neuen Lebenssituation und dem Aktivitätsniveau, darstellt (vgl. Franke 1997:184f In: Antonovsky 1997).

Abbildung 1 (auf der darauffolgenden Seite) zeigt, wie die Widerstandsressourcen und Stressoren über die Faktoren Lebenserfahrung, Kohärenzsinn, Spannungsmanagement und Stresszustand auf das Gesundheits-Krankheits-Kontinuum Einwirken.

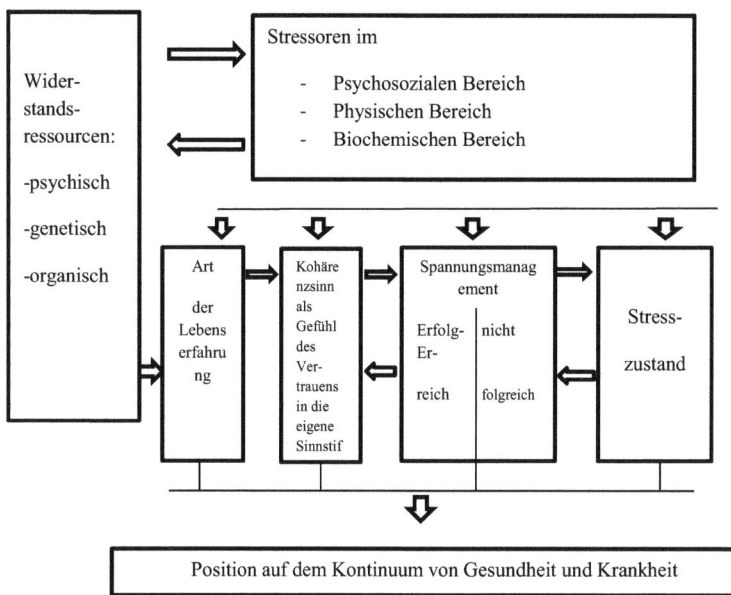

Quelle: Hurrelmann 2000:58

Abbild 1: Salutogenetische Modell

2.3 Entwicklung des Kohärenzgefühls

Nach Antonovsky muss sich ein Kohärenzgefühl, welches von der Geburt, dem Säuglingsalter, der Kindheit bis zum Erwachsenenalter (30. Lebensjahr) geprägt ist, entwickeln. Folglich werden die prägendsten Phasen des Lebens auf das Kohärenzgefühl kurz erläutert.

Säuglingsalter und Kindheit: Für Antonovsky ist das Ausmaß, in dem etwas geschieht und seine Konsequenzen, entscheidend. Er vertritt die Meinung von Boyce (1985), dass das kleine Kind schon sehr früh auf eine Art und Weise in Aktion treten kann, um konsistente Reaktionen zu fördern. Dabei werden Interaktionen verstanden, die unmittelbar nach der Geburt auftreten können (z.B. Fotografien von Gesichtsausdrücken von 36-Stunden alten Säuglingen) (vgl. Antonovsky 1997:95). Elementare Bestandteile der *Verstehbarkeit* sind hier

Erfahrung und Konsistenz. Nach Antonovsky erlangt das Kind die Überzeugung, dass physikalische und soziale Welt sich nicht ständig verändern und die verschiedenen internen und externen Stimuli /Reaktionen von außen verwandeln sich zur Routine. Somit wird der erste Eindruck von der Welt *verstehbar* (ebenda 1997:96). Nach Antonovsky ist die Teilnahme an Entscheidungs-prozessen in sozialen Aktivitäten jene Erfahrung, die für das Erleben der <u>Bedeutsamkeit</u> erforderlich ist. Er teilt jedoch nur bedingt die Meinung, dem Kind den Status eines pro-aktiven Wesens aufzusetzen, welches nicht nur durch die Familie sozialisiert wird, sondern versucht, seine sozialen Mitmenschen durch sein Verhalten zu (ver)formen. Besondere Schwierigkeit der Situation ist jedoch nach Antonovsky, ob die Art und Weise der Antwort (der sozialen Welt) in positive Affekte (Spiel, Berührung, Zuwendung, Stimme) oder negative Affekte (Kälte, Feindseligkeit und Missachtung) eingebettet ist (ebenda: 97). <u>*Handhabbarkeit*</u> entsteht durch Erfahrungen mit der Belastungsbalance. Lernt das Kind, dass seine internen Bedürfnisse von seinen sozialen Mitmenschen negativ sanktioniert werden, schafft dies eine Überlastung welche prädisponiert ist in Bestrafung und Inkompetenz zu enden. Folglich entwickelt sich eine mangelnde Handhabbarkeit. Werden jedoch die internen Bedürfnisse aufgrund eines <u>ausgeglichenem</u> Muster der vier Reaktionsmöglichkeiten (ignorieren, ablehnen, lenken oder ermuntern und bestätigen) erwidert, entwickelt sich ein ausgeprägtes Empfinden von Handhabbarkeit (ebenda: 98). Die verschiedenen Erfahrungsmöglichkeiten des Kindes (kulturelle Werte, Schule, Freunde, Eltern, usw.), sind wesentliche Triebkräfte in Richtung eines stärkeren oder schwächeren Kohärenzgefühls (ebenda: 99f). Antonovsky betont hier den besonderen Stellenwert der familiären Sozialisation: *„(...)je ausgeprägter das SOC der Eltern, desto wahrscheinlicher ist, daß (sic!) sie die Lebenserfahrungen des Kindes so beeinflussen, daß (sic!) dieses in dieselbe Richtung geführt wird* (Antonovsky 1997:99).

Antonovsky sieht in der <u>Adoleszensphase,</u> in der Veränderungen des SOC möglich sind, das Schlachtfeld für revolutionäre Transformationsprozesse (ebenda 1997:100). *„Die entscheidende Frage ist, in welchem Ausmaß der kulturelle Kontext und die soziostrukturelle Realität die von uns erörterten Lebenserfahrungen behindern oder vereinfachen* (Antonovsky 1997:101). Anhand mehrerer Beispiele die für die Entwicklung eines starken SOC fördernd sind, sieht Antonovsky das Zusammenspiel von sozialer Klasse, Geschichte, Geschlecht sowie Gene und individuelles Glück als äußerst relevant an (ebenda:102). Im

Erwachsenenalter werden die Erfahrungen der Kindheit und Jugend durch langfristige Verpflichtungen (z.b. Arbeit) und verschiedene sozialen Rollen (soziales Umfeld, als Bürger, Fernsehzuschauer, usw.) sowohl verstärkt als auch rückgängig gemacht (ebenda:105ff). Antonovsky analysiert die typischen Charakteristika der Arbeitssituation nicht nur in der Partizipation an gesellschaftlich geschätzten Entscheidungsprozessen, die für Spaß und Stolz an der eigenen Arbeit sorgen, Ermessensspielräume in der die soziale Achtung des Unternehmens und faire Bezahlung zur Achtung kommt, eine Belastungsbalance, in der die verfügbaren Ressourcen zur erfolgreichen Bewältigung der Arbeit vorhanden sind, sondern auch Konsistenz, welche Klarheit über die eigene Arbeitssituation gibt sowie Vertrauen und Kommunikation in den sozialen Beziehungen der Arbeit verschafft. Erfahrungen in anderen Lebensbereichen stellen nach Antonovsky, wenn diese mit dem Arbeitsleben übereinstimmen, kein Problem dar (ebenda:122f). *„Erfahrungen in nichtberuflichen Bereichen können für ein starkes SOC von Belang sein und sich auf den Arbeitsbereich übertragen"*(...) (ebenda:113). Wohlbemerkt sei nach Antonovsky das SOC in der dritten Lebensdekade aufgrund unserer bisherigen Lebenserfahrungen und unserer Vorstellung von unserer Welt voll ausgereift und nicht mehr veränderbar (ebenda: 114).

Kohärenzgefühl – Gesundheit – Krankheit

Nach Franke (1997) definiert Antonovsky nicht was er unter Gesundheit und Krankheit versteht. Stattdessen beschreibt er (1979) den Punkt des *„Breakdowns"*, als jenen Moment, an dem die Balance auf dem Gesundheits – Krankheits- Kontinuum zusammenbricht, Krankheit beginnt und mittels prognostischen- (d.h. den natürlichen Verlauf/Prognose nach der Schulmedizin) und therapeutischen Implikationen (alle kulturellen Maßnahmen zur Bekämpfung der Krankheit) versucht wird Krankheit zu beseitigen (vgl. Franke 1997 In: Antonovsky 1997:182). *„ Diese Konzeptualisierung des Breakdowns mutet recht organ- und schul- medizinisch an. (...) ihr subjektives Erleben der Situation bleibt unberücksichtigt* (ebenda:182). Trotz der Konzeptualisierung des Kohärenzgefühls, trägt dieses wenig bei, was nun unter Gesundheit zu verstehen ist (ebenda 1997:183). Aufgrund mehrere Untersuchungen mit Krebskranken von Langius et.al (1994) und mit Rheumakranken von Callahan und Pincus (1995) konnte festgestellt werden, dass Patientinnen und Patienten kein niedrigeres SOC als Gesunde haben (ebenda:183).Wie sieht es aber bei seelischen Beschwerden aus? In der Untersuchung von Franke et al (1997), in der substanzunauffällige Frauen mit solchen mit kritischem und abhängigem Gebrauch von Alkohol, Schmerzmitteln, Psychopharmaka und illegalen Drogen untersucht wurden, konnte gezeigt werden, dass das SOC bei Menschen mit Abhängigkeitsproblemen erniedrigt war. *„Hier deutet sich bereits an, daß(sic!) das SOC in einem stärkerem Zusammenhang zu seelischen als zu körperlichen Beschwerden besteht* (ebenda:183).

3 Stärken und Schwächen des Modells

Hurrelmann (1988) bescheinigt, trotz der sehr großen Komplexität des Modells (Einbeziehung aller denkbaren Stressoren und Widerstandsressourcen), welche er als eine Schwäche ansieht, aber dennoch einen stimulierenden Beitrag für die interdisziplinäre Forschung geleistet zu haben (vgl. Hurrelmann 1988:135.In: Waller 2006:23). Die bislang ausführlichste Auseinandersetzung mit dem Modell der Salutogenese haben Bengel und Mitarbeiter (1998) vorgelegt. Sie sehen das Modell Antonovskys als die erste und am weitesten entwickelte Theorie zur Erklärung der Gesundheit, da es umfassende Einflussgrößen auf sozialer, physiologischer, biochemischer, emotionaler und kognitiven Ebenen mit-einbeziehen, welches ihm eine hohen Integrationswert verleiht. Jedoch ist, aufgrund der vielen Annahmen und der Komplexität des Modells, eine empirische Überprüfung nur schwer durchführbar. Als wesentliche Kritikpunkte führen Bengel et.al. (1998) auf:

- Die Konzentration auf kognitive und subjektive Dimensionen (Kohärenzgefühl) als entscheidende Größe,
- Der geringe Stellenwert psychischer Gesundheit
- Geringe Analyse der Wechselwirkung zwischen körperlicher und psychischer Gesundheit,
- Die ungeklärte Wechselwirkung zwischen Kohärenzgefühl und Gesundheit bzw. Krankheit, d.h. der Widerspruch zwischen Modell und Empirie bezüglich SOC und psychischer Gesundheit,
- Die methodischen Probleme bei der empirischen Überprüfung des Modells (vgl. Bengel et al. 1998. In: Waller 2006:24).

Becker (1992a) sieht als positiven Aspekt, die explizite Verwendung eines Kontinuums von Gesundheit und Krankheit sowie das Aufzählen verschiedener Indikatoren für den Schwergrad des Krankseins. Als Schwachstellen sind zu erwähnen:

- Die Einengung des Gesundheits-Krankheits-Begriffs auf körperliche Gesundheit-Krankheit.
- Die nur sehr begrenzte empirische Überprüfung des Modells
- Die ungenügende theoretische Analyse der Beziehungen zwischen körperlicher und seelischer Gesundheit.
- Die nur skizzenhafte Ausarbeitung der Bindeglieder und vermittelnden Mechanismen zwischen Kohärenzsinn und Gesundheit-Krankheit.
(vgl. Becker 1992a. In: Waller:2006:23)

Zusammenfassung

Das salutogenetische Modell von A. Antonovsky mit seinen drei Hauptkomponenten (Bedeutsamkeit, Handhabbarkeit und Verstehbarkeit) liefert eine Erklärung dafür, warum Menschen sich trotz Stressoren bzw. Gesundheitsrisiken die Fähigkeit entwickelt haben, gesund zu bleiben und nicht zu erkranken. Die Salutogenese ist das erste Modell, welches als Gegenpart, ja sogar als Paradigmenwechsel der pathogenetischen Sichtweise der praktizierenden Medizin verstanden werden kann. Dabei schaut Antonovsky über den Tellerrand der biomedizinischen Sichtweise hinaus und sieht Gesundheit nicht nur als Abwesenheit von Krankheit, sondern als Zusammenspiel von (frühkindlicher- bis ins Erwachsenenalter hineinragender) positiver/negativer Erfahrungen, deren kontinuierlichen Konsistenz, sowie verschiedene soziokulturelle Determinanten (wie auf sozialer, biochemischer, physiologischer, emotionaler und kognitiven Ebene), die für individuelle Erfahrungen notwendig sind, ausschlaggebend für ein starkes oder schwaches SOC sind. Nach seinem Buch „Unraveling the mystery of health" (1987), welches in deutscher Übersetzung von A. Franke (1997) vorliegt, geht er davon aus, dass das Kohärenzgefühl bereits in die Wiege des Kindes gelegt wird und durch konsistente Erfahrungen im soziokulturellen Bereich (wie elterliche Erziehung, Freunde, Arbeit, usw.) (ver-)formt wird. Leider vermisst man in diesem hervorragenden Werk eine Konkrete Handlungsanweisung um zu einem „starken" Kohärenzgefühl zu gelangen, da Antonovsky „lediglich" zahlreiche

Sichtweisen bzw. Lebensumstände erörtert, die letztendlich zu einem starken oder schwachen SOC führen. Trotz der vorgestellten Kritikpunkte (vgl. Kapitel 3) leistet das Modell Antonovsky einen großen Beitrag für die Gesundheitswissenschaft. Es erweitert den Blick auf bisher zu wenig beachtete Zusammenhänge und Wechselwirkungen zwischen gesundheitlichen Risiken und gesundheitlichen Schutzfaktoren/Bedingungen. Des Weiteren belegt es, wie wichtig eine Rahmentheorie der Gesundheit bzw. der Gesunderhaltung ist, auch wenn sie momentan nicht empirisch überprüfbar ist, was für die Gesundheitswissenschaft einen enormen Stimulus für weitere Erforschungen bedeutet (vgl. Bengel et al 1998:89ff In: Waller 2006:24).

5 Quellenverzeichnis

Antonovsky, A. (1997): Salutogenese: Zur Entmystifizierung der Gesundheit/von Aaron Antonovsky. Dt. erw. Hrsg. Von Alexa Franke. Deutsche Gesellschaft für Verhaltenstherapie. Tübingen. (Deutsche Übersetzung von Alexa Franke& Nicola Schulte).-Tübingen: Dgvt-Verl.

Becker,P.(1992a): Die Bedeutung integrativer Modelle von Gesundheit und Krankheit für die Prävention und Gesundheitsförderung. In: Paulus, P. (Hg): Prävention und Gesundheitsförderung.

Bengel, J. u. a.(1998) : Was erhält Menschen gesund? Antonovskys Modell der Saluto genese -Diskussionsstand und Stellenwert. Band 6 der Reihe Forschung und Praxis der Gesundheitsförderung der BZgA, Köln 1998

Bundeszentrale für gesundheitliche Aufklärung (BZgA) (Hrsg.) 2001: Was erhält den Menschen gesund? Antonovskys Modell der Salutogenese. Diskussionsstand und Stellenwert. Köln.

Callahan, L. F., Pincus, Th.(1995): The sense of coherence scale in patients with rheumatoid arthritis. Arthritis Care & Research.

Faltermaier, T. (1994):Gesundheitsbewußtsein und Gesundheitshandeln. Über den Umgang mit Gesundheit im Alltag. Weinheim: Beltz.

Faltermeier T. (1999): Subjektorientierte Gesundheitsförderung. Zur Konzeption einer salutogenetischen Praxis. In: Röhrle, Bernd/Sommer, Gert (Hrsg.): Prävention und Gesundheitsförderung. Tübingen.

Faltermeier, T. (2005): Gesundheitspsychologie. Stuttgart.

Franke, A., Elsesser, K., Algermissen, G & Sitzler, F. (1997): Gesundheit und Abhängigkeit bei Frauen. Eine Salutogenetische Verlaufsstudie. Bundesministerium für Gesundheit: Bonn.

Franzkowaik, P.(2004): Biomedizinische Perspektive. In: Bundeszentrale für gesundheitliche Aufklärung (BZgA) (Hrsg.) : Leitbegriffe der Gesundheitsförderung. Glossar zu Konzepten, Strategien und Methoden in der Gesundheitsförderung. Mainz.

Hurrelmann, K.(2000): Gesundheitssoziologie. Eine Einführung in sozialwissenschaftliche Theorien von Krankheitsprävention und Gesundheitsförderung. 4. Vollst. Überarb. Aufl. Juventa Verlag: Weinheim, München.

Langius, A.,Björvell, H., Lind, M.G.(1994):Functional status and coping in patients with oral and pharangeal cancer before and after urgery. Head& Neck.

Lorenz, R. (2005): Salutogenese. Grundwissen für Psychologen, Mediziner *Gesundheits- und Pflegewissenschaftler. München.*

Waller, H.(2006): Gesundheitswissenschaft-Eine Einführung in Grundlagen und Praxis. 4. Überarb. u. erw. Aufl. Kohhammer Verlag: Stuttgart.

Zimbardo, P. / Gerrig, R.(2004): Psychologie. 16., aktualisierte Auflage. München.

Internetquelle

o.V.: Wissenschaft öffentlich: Was bedeutet Gesundheit. 10.08.2004. http://www. Uni-bielefeld.de/Universitaet/Einrichtungen/Tentrale%20Institute/IWT/ FWG/Gesundheitszirkel.html, Zugriff 12.07.2012, 11:16 MEZ.

6.1 Anlagen

Fragenbogen zur Lebensorientierung

Die folgenden Fragen beziehen sich auf verschiedene Aspekte Ihres Lebens. Auf jede Frage gibt es 7 mögliche Antworten. Bitte kreuzen Sie jeweils die Zahl an, die Ihre Antwort ausdrückt. Geben Sie auf jede Frage nur eine Antwort.

1. **Wenn Sie mit anderen Leuten sprechen, haben Sie das Gefühl, daß(sic)diese Sie nicht verstehen?**

Habe nie dieses Gefühl | 1 | 2 | 3 | 4 | 5 | 6 | 7 | habe immer dieses Gefühl

2. **Wenn Sie in der Vergangenheit etwas machen mußten(sic), das von der Zusammenarbeit mit anderen Abhing, hatten Sie das Gefühl, daß(sic) die Sache**

Keinesfalls erledigt werden würde | 1 | 2 | 3 | 4 | 5 | 6 | 7 | sicher erledigt werden würde

3. **Abgesehen von denjenigen, denen Sie sich am nächsten fühlen – wie gut kennen Sie die meisten Menschen, mit denen Sie täglich zu tun haben?**

Sie sind Ihnen völlig fremd | 1 | 2 | 3 | 4 | 5 | 6 | 7 | Sie kennen sie sehr gut

4. **Haben Sie das Gefühl, daß(sic) es Ihnen ziemlich gleichgültig ist, was um Sie herum passiert?**

Äußerst selten oder nie | 1 | 2 | 3 | 4 | 5 | 6 | 7 | sehr oft

5. **Waren Sie schon überrascht vom Verhalten von Menschen, die Sie gut zu kennen glauben?**

Das ist nie passiert | 1 | 2 | 3 | 4 | 5 | 6 | 7 | das kommt immer wieder vor

6. **Haben Menschen, auf die Sie gezählt haben, Sie enttäuscht?**

das ist nie passiert | 1 | 2 | 3 | 4 | 5 | 6 | 7 | das kommt immer wieder vor

7. Das Leben ist

ausgesprochen reine interessant | 1 | 2 | 3 | 4 | 5 | 6 | 7 | Routine

8. Bis jetzt hatte Ihr Leben

überhaupt keine keine klaren Ziele oder einen Zweck | 1 | 2 | 3 | 4 | 5 | 6 | 7 | sehr klare Ziele und einen Zweck

9. Haben Sie das Gefühl, ungerecht behandelt zu werden?

Sehr oft | 1 | 2 | 3 | 4 | 5 | 6 | 7 | sehr selten oder nie

10. In den letzten zehn Jahren war Ihr Leben

Voller Veränderungen ohne daß(sic) Sie wußten(sic), was als nächstes passiert | 1 | 2 | 3 | 4 | 5 | 6 | 7 | ganz beständig und und klar

11. Das meiste, was Sie in Zukunft tun werden, wird wahrscheinlich

völlig faszinierend | 1 | 2 | 3 | 4 | 5 | 6 | 7 | todlangweilig sein

12. Haben Sie das Gefühl, in einer ungewohnten Situation zu sein und nicht zu wissen, was Sie tun sollten?

Sehr oft | 1 | 2 | 3 | 4 | 5 | 6 | 7 | sehr selten oder nie

13. Was beschreibt am besten, wie Sie das Leben sehen?

man kann für schmerzliche Dinge im Leben immer eine eine Lösung finden | 1 | 2 | 3 | 4 | 5 | 6 | 7 | es gibt keine Lösung für schmerzliche Dinge im Leben

14. Wenn Sie über ihr Leben nachdenken, passiert es sehr häufig, daß!

Sie fühlen, wie schön es ist zu leben | 1 | 2 | 3 | 4 | 5 | 6 | 7 | sich fragen, warum Sie überhaupt da sind

15. Wenn Sie vor einem schwierigen Problem stehen, ist die Wahl einer Lösung

Immer verwirrend und schwierig | 1 | 2 | 3 | 4 | 5 | 6 | 7 | immer völlig klar

16. Das, was Sie täglich tun, ist für Sie eine Quelle

tiefer Freude und Zufriedenheit | 1 | 2 | 3 | 4 | 5 | 6 | 7 | von Schmerz und Langeweile

17. Ihr Leben wird in Zukunft wahrscheinlich

voller Veränderungen sein, ohne daß(sic!) Sie wissen, was als nächstes passiert | 1 | 2 | 3 | 4 | 5 | 6 | 7 | ganz beständig und klar sein

18. Wenn in der Vergangenheit etwas Unangenehmes geschah, neigten Sie dazu

sich daran zu ver- verzehren | 1 | 2 | 3 | 4 | 5 | 6 | 7 | zu sagen: „Nun gut, seis drum, ich muß (sic) damit leben" und weiterzumachen

19. Wie oft sind Ihre Gefühle und Ideen ganz durcheinander?

sehr oft | 1 | 2 | 3 | 4 | 5 | 6 | 7 | sehr selten oder nie

20. Wenn Sie etwas machen, das Ihnen ein gutes Gefühl gibt,

werden Sie sich sicher auch weiterhin gut fühlen | 1 | 2 | 3 | 4 | 5 | 6 | 7 | wird sicher etwas geschehen, das das Gefühl verdirbt

21. Kommt es vor, daß(sic) Sie Gefühle haben, die Sie lieber nicht hätten?

sehr oft | 1 | 2 | 3 | 4 | 5 | 6 | 7 | sehr selten oder nie

22. Sie nehmen an, daß(sic) Ihr zukünftiges Leben

ohne jeden Sinn und | 1 | 2 | 3 | 4 | 5 | 6 | 7 | voller Sinn und
Zweck sein wird   Zweck sein wird

23. Glauben Sie, daß(sic) es in Zukunft *immer* Personen geben wird, auf die Sie zählen können?

sie sind sich dessen   Sie zweifeln daran
ganz sicher | 1 | 2 | 3 | 4 | 5 | 6 | 7 |

24. Kommt es vor, daß(sic) Sie das Gefühl haben, nicht genau zu wissen, was gerade passiert?

sehr oft | 1 | 2 | 3 | 4 | 5 | 6 | 7 | sehr selten oder nie

25. Viele Menschen – auch solche mit einem starken Charakter – fühlen sich in bestimmten Situationen wie ein Pechvogel oder Unglücksrabe. Wie oft haben Sie sich in der Vergangenheit so gefühlt?

nie | 1 | 2 | 3 | 4 | 5 | 6 | 7 | sehr oft

26. Wenn etwas passiert, fanden Sie im allgemeinen, daß(sic) Sie dessen Bedeutung

über- oder unter- | 1 | 2 | 3 | 4 | 5 | 6 | 7 | richtig einschätzten
schätzten

27. Wenn Sie an Schwierigkeiten denken, mit denen Sie in wichtigen Lebens-bereichen wahrscheinlich konfrontiert werden, haben Sie das Gefühl, daß(sic)

es Ihnen immer ge- | 1 | 2 | 3 | 4 | 5 | 6 | 7 | Sie die Schwierig-
lingen wird, die   keiten nicht werden
Schwierigkeiten zu meistern   meistern können

28. Wie oft haben Sie das Gefühl, daß(sic) die Dinge, die Sie täglich tun, wenig Sinn haben?

sehr oft | 1 | 2 | 3 | 4 | 5 | 6 | 7 | sehr selten oder nie

29. Wie oft haben Sie das Gefühl, bei denen Sie nicht sicher sind, ob Sie sie kontrollieren können?

sehr oft | 1 | 2 | 3 | 4 | 5 | 6 | 7 | sehr selten oder nie

(Antonovsky 1997:192ff)

6.2 Kodifizierung der Items

Die Tabelle (siehe Seite 26) zeigt für jedes Item die Zuordnung zu den drei Komponenten des SOC: V = Verstehbarkeit, H = Handhabbarkeit, B = Bedeutsamkeit. In der Spalte „ Facettenelemente" ist die Profilstruktur der Items entsprechend der Ableitung aus dem Abbildungssatz (vgl.S.81) angegeben. Die vier Ziffern repräsentieren die Elemente der Facetten A, B, C und D. Die Werte in den einzelnen Komponenten des SOC und der SOC-Gesamtwert ergeben sich durch Addition der Skalenwerte, wobei die in der Spalte „Polung" gekennzeichnete Richtung (positiv/negativ) berücksichtigt werden muß(sic): Bei positiv gepolten Items geht der jeweilige Skalenwert ein; wurde z.B. eine 2 angekreuzt, so beträgt der zu addierende Wert 2. Bei negativ gepolten Items dagegen erhält der niedrigste Skalenwert (also 1) den höchsten zu addierenden Wert (also7); wurde auf einer negativ gepolten Skala eine 2 angekreuzt, so beträgt der zu addierende Wert somit 6, bei einer 3 wäre er 5 usw.(Antonovsky 1997:96).

[1]

---

[1] Zur Vervollständigung bzw. besseren Verständnis ist es ratsam die Pilotstudie Antonovskys: „Befragte mit einem starken/schwachen Kohärenzgefühl" zu lesen (vgl. Antonovsky 1997:72ff).

Item-Nr.	SOC-Komponente	Facetten-elemente	Richtung	Kurzform
1	V	1312	negativ	
2	H	1111	positiv	
3	V	1322	positiv	
4	B	1222	negativ	K
5	V	1221	negativ	K
6	H	1221	negativ	K
7	B	2332	negativ	
8	B	2331	positiv	K
9	H	1222	positiv	K
10	V	2331	positiv	
11	B	1313	negativ	
12	V	2232	positiv	
13	H	2332	negativ	
14	B	2132	negativ	
15	V	1112	positiv	
16	B	1312	negativ	K
17	V	2333	positiv	
18	H	3211	positiv	
19	V	2122	positiv	K
20	H	1113	negativ	
21	V	3122	positiv	K
22	B	2333	positiv	
23	H	1223	negativ	
24	V	2233	positiv	
25	H	3131	negativ	K
26	V	1211	positiv	K
27	H	1313	negativ	
28	B	1212	positiv	K
29	H	3122	positiv	K

Quelle: Antonovsky 1997:197

Kodifizierung der Items

6.3 Auswertungsschema

Item-nr	Polung	V
1	-	
3	+	
5	-	
10	+	
12	+	
15	+	
17	+	
19	+	
21	+	
24	+	
26	+	

Item-Nr	Polung	H
2	+	
6	-	
9	+	
13	-	
18	+	
20	-	
23	-	
25	-	
27	-	
29	+	

Summe V: _____   Summe H: _____

Item-Nr	Polung	B
4	-	
7	-	
8	+	
11	-	
14	-	
16	-	
22	+	
28	+	

Summe B: _____

SOC-Gesamt: _____

(Antonovsky 1997:198)